REMARQUES SOMMAIRES

sur

L'ASSURANCE MUTUELLE

ET CONFRATERNELLE

Par F.-G. MALLARD

PHARMACIEN A PARIS

LAURÉAT DE L'ÉCOLE SUPÉRIEURE DE PHARMACIE DE PARIS

Suscitons l'initiative individuelle et l'esprit d'association.
(*Discours de S. M. l'Empereur*, 15 février 1865.)

Extrait du JOURNAL DE CHIMIE MÉDICALE

PARIS

CHEZ L'AUTEUR, RUE D'ARGENTEUIL, 35

—

1865

REMARQUES SOMMAIRES

SUR

L'ASSURANCE MUTUELLE

ET CONFRATERNELLE.

———

I.

Aujourd'hui que l'Association, protégée par le gouvernement et irrésistiblement entraînée par le besoin de bien-être dont sont travaillées toutes les classes de la société, se généralise de plus en plus; aujourd'hui que l'Assurance et la Mutualité, qui n'en sont que l'un des aspects, revêtent chaque jour des formes nouvelles ; aujourd'hui que tant de bons esprits font de l'Association l'objet de leurs plus sérieuses études, nul ne saurait trouver superflu ni inopportun tout effort tendant à lui ouvrir de nouvelles voies. L'Assurance mutuelle, par exemple, dont les applications sont déjà si multipliées, ne pourrait-elle pas, par une plus grande extension, donner naissance à une sorte d'assurance confraternelle ; assurance mixte qui participerait tout à la fois de l'assurance mobilière et de l'assurance sur la vie, et qui aurait pour but de garantir contre la dépréciation résultant de la mort du titulaire, la valeur vénale des officines, et, ultérieurement, de certains autres établissements, comme il est dit plus loin ? En ce qui concerne la Pharmacie, le présent projet nous paraît répondre à cette question et en donner même la solution pratique (1).

———

(1) Nous renvoyons les personnes qui recevraient cette notice seule et qui désireraient connaître les moyens d'exécution proposés, au mémoire publié sur cette question dans le *Journal de chimie médicale* du Professeur Chevallier (cahiers de novembre et décembre 1864), ou à la brochure in-8° éditée par Asselin, libraire, place de l'École-de-Médecine.

Bien que rien de ce que ce travail peut renfermer de nouveau ne doive échapper à la sagacité d'un lecteur attentif, la difficulté d'obtenir toujours une attention soutenue, surtout dans une question nécessairement ardue, a fait croire à l'auteur qu'il pouvait être utile de mettre tout d'abord en lumière les avantages principaux qui résulteraient immédiatement de l'application de ce mode d'assurance à la Pharmacie.

Ces avantages sont :

1° Garantie, moyennant une prime annuelle légère, contre toute dépréciation de la valeur d'une pharmacie par suite du décès d'un titulaire (page 24, 9° alinéa).

Cette prime serait, à vingt-cinq ans, de 2 fr. 75 par mille francs, soit 220 fr. pour une pharmacie d'une valeur de 80,000 fr. (1re catégorie) et de 5 fr. 75, soit 138 fr. 75 pour une pharmacie de 25,000 fr. (3e catégorie). (Voir les tableaux § VI, pages 20 et 21.)

Les mêmes sommes assurées à une Compagnie d'assurance sur la vie coûteraient, — toujours à vingt-cinq ans : — la première 768 fr., la seconde 552 fr. 50.

2° Facilités données aux jeunes pharmaciens offrant toutes garanties morales, mais dépourvus de fortune, d'acheter des pharmacies anciennes et achalandées : l'assurance faite au moment de la cession prémunissant le vendeur contre la seule éventualité sérieuse qu'il ait à craindre : la mort de son successeur avant sa libération complète.

3° Possibilité d'éteindre, au fur et à mesure des décès, les pharmacies manifestement superflues, au moyen de la Compagnie d'assurance aidée du concours des pharmaciens auxquels profiteraient ces extinctions (1) (1er tableau, page 20, dépréciation possible des pharmacies).

---

(1) Aux partisans de la limitation légale, limitation relative, bien entendu, nous dirons, avec l'honorable directeur de la pharmacie centrale de France :

4° Consolidation et accroissement de crédit. En effet, aux circonstances sur lesquelles repose habituellement le crédit d'une maison, honorabilité, habile direction, etc., viendrait s'ajouter un élément nouveau, élément positif, mathématique : l'Assurance. Qui pourrait méconnaître qu'une maison, qu'une pharmacie ainsi assurée ne constituât une valeur des plus sérieuses, une valeur que la mort du titulaire ne saurait atteindre et qui permettrait à celui-ci d'emprunter, soit à la Compagnie, soit ailleurs, au moyen d'une délégation, une somme en rapport avec l'importance de son assurance? Une pareille ressource, toujours disponible, a trop de portée, soit pour le père de famille (ici pour doter sa fille, là pour racheter ou établir son fils), soit pour la veuve, au moment où elle vient d'être frappée, alors que des besoins nouveaux, impérieux s'imposent, pour qu'il puisse paraître nécessaire d'insister.

5° Enfin, application possible, par la suite, à l'exemple de la Pharcie, de ce mode d'assurance à beaucoup d'autres professions : Études, Charges, Cabinets, Pensionnats; en un mot, à toute profession ayant déjà, ou susceptible de recevoir, une organisation convenable et qui, tout en étant transmissible, et représentant une valeur réelle, peut néanmoins subir une dépréciation notable par ce seul fait qu'elle ne pourrait être continuée par la veuve ou les héritiers.

II.

Les avantages de l'assurance ainsi comprise n'ont pas besoin d'être démontrés. Ils doivent, dans notre pensée, frapper tous les

---

Aucune mesure ne serait plus propre que l'assurance qui nous occupe à rendre possible la limitation. Seule, elle donnerait la solution de la principale difficulté : la question d'indemnité. « Le gouvernement n'aurait pas à se préoccuper des conséquences financières de cette limitation. Faite par voie d'extinction naturelle, les pharmaciens se chargeraient de l'indemnité. Sous ce rapport, la question serait d'autant plus facilement résolue que déjà il y a toute chance d'arriver à la création d'une assurance mutuelle pour garantir la valeur des officines. » (*L'Union pharmaceutique*, janvier 1865.)

yeux. En donnant le moyen d'atténuer l'un des plus fâcheux effets d'une concurrence acharnée, jalouse, souvent aventureuse, l'assurance sauvegarderait l'avoir de la famille dans le moment le plus douloureux, le plus critique pour elle : la perte de son chef. En effet, partout où l'assurance serait appliquée comme nous proposons de le faire pour la Pharmacie, la Compagnie viendrait en aide à la veuve ou aux héritiers du titulaire, en facilitant la gestion et surtout la vente de la pharmacie, et en comptant ou parfaisant la somme assurée, ou, s'il y a lieu, celle qui serait fixée par l'expertise (§ V).

Combien de faillites, combien de ruines, combien de misères une semblable organisation professionnelle ne préviendrait-elle pas ? Pour la pharmacie seulement, elle mettrait un frein à ces créations inconsidérées, fruits ordinaires de la pénurie d'argent. Elle sauvegarderait encore l'un des intérêts les plus précieux de la société, qui trouverait, dès lors, dans toutes les pharmacies des garanties que l'état précaire d'un certain nombre lui refuse complétement.

Dans l'état actuel des choses, que voyons-nous le plus souvent ? Ne pouvant, faute de garanties à offrir, acheter une pharmacie achalandée, on se résigne, bien à regret, à créer. Pour plus d'économie on se procure, moyennant quelques cents francs, un matériel en disponibilité, sauf à le rendre bientôt après à ses habitudes ambulantes, épuisé soi-même dans une mortelle inaction, et, après avoir avili les prix, peut-être ruiné ses confrères, discrédité sa profession, ou tout au moins son diplôme ; énervé, découragé, on descend, de chute en chute, au triste et servile métier de prête-nom !

III.

Etablie sur le principe, le seul possible selon nous, des assurances sur la vie, l'institution projetée doit particulièrement sourire aux jeunes pharmaciens, et il dépend absolument d'eux d'en doter leur profession. Pour nous, qui avons dépassé l'âge où une semblable assurance pourrait offrir, à raison de la gradation des primes, de très-sérieux avantages, qui ne rechercherions, en aucune façon, l'honneur d'occuper le premier rang parmi ses fondateurs, notre but serait atteint, nos efforts couronnés de succès, si nous parvenions à fixer assez vivement l'attention de nos confrères pour les convaincre que leur intérêt bien entendu, l'avenir de leur profession, leur devoir peut-être, les convient à ne pas laisser aller s'éteindre dans l'oubli des idées qu'un appui chaleureux, qu'une propagande active, suffiraient à mettre en pleine lumière. Alors, ce qui aujourd'hui ne paraît à la plupart qu'une généreuse mais irréalisable utopie, deviendrait bientôt une bienfaisante institution pour la Pharmacie et un exemple fécond en résultats heureux pour beaucoup d'autres professions.

Paris, ce 30 mars 1865.

G. MALLARD,

Pharmacien, 35, rue d'Argenteuil.

NOTA. — Nous croyons avoir donné au travail que nous avons publié, et dont la présente notice n'est qu'une annexe, un caractère aussi pratique que possible ; nous croyons, notamment, que la division des pharmacies en six catégories, que les six tableaux de primes correspondant à chacune d'elles, tableaux calqués sur ceux des Compagnies d'assurances sur la vie, forment une base solide pour asseoir l'assurance projetée et offrent un cadre dont l'élasticité exclut toute difficulté sérieuse. Sans doute l'expérience pourra indiquer des modifications à faire à ces tableaux ; mais l'économie de l'ensemble, sous le double rapport des catégories et des primes, n'en recevrait aucune atteinte. S'ensuit-il de là que nous ayons la présomption de croire qu'il ne reste pas bien des questions encore, sinon de principe, du moins de détail, à résoudre ? Assurément non.

Selon nous, un pareil travail ne peut être que l'œuvre d'une commission *ad hoc,* et, pour dire toute notre pensée, que le fruit du temps et de l'expérience, ce maître que rien ne peut remplacer.

Quoi qu'il en soit, à défaut de juges qui eussent confirmé ou infirmé nos espérances, fortifié ou détruit notre foi, juges que nous avons réclamés, que nous sollicitons encore de tous nos vœux ; qu'il nous soit permis, du moins, de nous prévaloir de l'adhésion d'une Société dont la compétence, en matière d'intérêts professionnels, ne saurait être contestée et dont la légitime influence s'affirme chaque jour davantage.

Voici dans quels termes M. Collas, l'honorable et digne président de la Société de prévoyance, a bien voulu nous accuser réception de notre travail.

SOCIÉTÉ DE PRÉVOYANCE

DES

PHARMACIENS DU DÉPARTEMENT DE LA SEINE.

Paris, ce 17 février 1865.

Monsieur et très-honoré Confrère,

Je viens vous accuser réception de l'exemplaire de votre projet d'Assurance mutuelle, entre pharmaciens, que vous avez bien voulu m'adresser pour être offert, en votre nom, au Conseil d'Administration de la Société de prévoyance.

Grâce à l'attention que vous avez eue de faire parvenir à l'avance votre travail à chacun des membres du conseil, la présentation que vous réclamiez de son président est devenue, pour lui, chose aussi facile qu'agréable.

Non-seulement le conseil a accueilli favorablement l'hommage que vous lui avez fait de votre intéressant mémoire, mais encore il a décidé, à l'unanimité, que ce travail serait déposé dans les archives de la Société et que mention de ce dépôt serait faite au procès-verbal de la séance.

Frappé du mérite de cette étude sur une question offrant jusque-là un caractère tellement ardu qu'elle n'était même pas généralement comprise, le conseil m'a confié la mission de vous adresser ses félicitations et ses remerciments. Je suis d'autant plus heureux, cher et honoré Confrère, d'être, dans cette circonstance, l'interprète du conseil, que son appréciation sur ce que votre projet d'assurance a d'ingénieux, d'utile et, chose capitale, d'éminemment pratique, concorde parfaitement avec mon propre sentiment.

Ce que je connaissais, jusqu'à ce jour, sur cette question me faisait considérer l'idée de l'assurance confraternelle, toute désirable que puisse être sa mise en pratique, comme destinée à rester fatalement renfermée dans le domaine des utopies généreuses. La lecture attentive de votre travail me porte à penser que sa réalisation pourrait bien être possible et même prochaine, si toutefois, ce qu'à Dieu ne plaise, vos efforts ne viennent pas se briser contre l'écueil trop souvent réservé aux idées nouvelles : l'inertie ou l'indifférence de ceux-là même qui eussent été les premiers à en recueillir les fruits.

Quoi qu'il en soit de ces pressentiments, je fais des vœux bien sincères pour qu'ils ne se réalisent pas, et qu'au contraire votre travail obtienne partout, près de nos confrères, comme ailleurs, l'accueil et le concours auxquels il a droit à tant de titres.

Je suis, etc.

Signé : C. COLLAS,

Président.

40936   PARIS. — Typographie de RENOU et MAULDE, rue de Rivoli, 144.